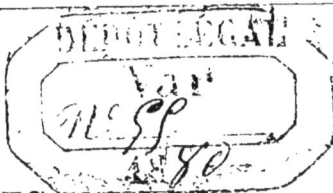

RÈGLES PRATIQUES

DE

L'ALLAITEMENT MIXTE

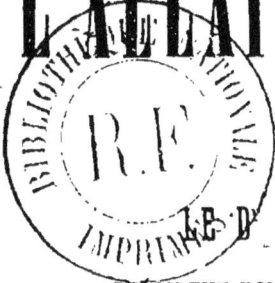

PAR

LE Dr SÉLIM-ERNEST MAURIN

PRÉSIDENT FONDATEUR DE LA SOCIÉTÉ PROTECTRICE
DE L'ENFANCE DE MARSEILLE, MEMBRE DU CONSEIL D'ADMINISTRATION
DE LA SOCIÉTÉ FRANÇAISE D'HYGIÈNE

> Allaitement maternel insuffisant. — Premiers signes
> caractéristiques de l'inanition chez l'enfant. —
> Principes de l'allaitement mixte. — Le lait des
> animaux. — Influence de la nourriture de l'animal
> sur le lait. — Traites et conservation du lait. —
> Effets funestes du lait coupé. — Préparation du
> lait. — Le Biberon. — Danger des caoutchoucs
> impurs. — Rationnement de l'enfant. — Digestion.
> — Pathogénie. — Elevage de la chèvre à domicile.

PARIS

Mai 1880

Draguignan. — Imp. Gimbert fils, Giraud et C°

RÈGLES PRATIQUES

DE

L'ALLAITEMENT MIXTE

———⟨◦✴◦⟩———

D'après l'opinion commune, l'allaitement maternel est préférable à toute autre méthode pour élever l'enfant en bas âge.

Cette opinion est confirmée par les données de la statistique.

Le minimum de mortalité est observé chez les enfants élevés au sein maternel.

Les chances de mortalité du nourrisson sont augmentées de :

10 à 20 % par l'allaitement mercenaire au domicile paternel ;

20 à 40 % par l'allaitement mercenaire hors du domicile paternel ;

40 à 60 % par l'élevage au biberon ;

60 à 80 % par l'élevage au petit pot.

Mais, le médecin qui, descendu des hauteurs de la synthèse numérique en arrive à l'analyse clinique, reconnaît bientôt que ces moyennes sont impuissantes à le guider, et que, dans la vie réelle, intime de la famille, les conditions d'existence changent surtout avec les milieux pour chaque enfant.

A la campagne, une robuste ménagère, colorée, vive, âpre aux intempéries, habituée aux fatigues, donne ses mamelles rebondissantes d'un lait succulent à un baby resplendissant de santé, augmentant de poids chaque jour, devenant vif et enjoué, nourri encore par l'air lorsqu'il ne tette plus.

Dans les villes, au contraire, la nourrice est une frêle femme, telle que l'a faite notre civilisation ; il est rare qu'elle ait acquis tout son développement organique, elle est d'une constitution plutôt chétive qu'athlétique, plus près de l'anémie que de la pléthore, nervoso-lymphatique ; elle a des habitudes luxueuses et molles, fait peu d'exercice, se gare du chaud et du froid, s'impressionne de tout physiquement et moralement, ou bien, elle a été affaiblie par des privations, des travaux sédentaires prolongés, des maladies, presque des infirmités, tant elles sont chroniques, elle vit dans un milieu où l'air pur manque, où le soleil ne pénètre pas.

Cependant, cette femme étiolée porte à bien les fruits du mariage ; elle a conscience des devoirs de la maternité, elle veut nourrir son enfant ; aucune dégénérescence diathésique ne frappe ses organes ;

le médecin n'a pas le droit de la priver de la satis-
faction d'allaiter.

Durant les premières semaines elle paraît même
excellente nourrice, puis les charges deviennent in-
signifiantes, les épreintes manquent, ou bien, suivant une expression populaire, la femme se « fond en
lait, » mieux vaudrait dire en un liquide séreux lacti-
forme où les proportions du beurre de la caséine, des
sels, du sucre sont modifiées.

Les modifications biologiques du lait de ces femmes échappent tout d'abord aux procédés lactoscopiques vulgairement employés ; aucun moyen pratique ne permet de distinguer au début et par une
seule expérience rapide la bonne nourrice de la
médiocre ; les réactifs chimiques, le microscope, les
procédés de MM. Donné, Jutet, Bouchut, les signes
prônés comme infaillibles par les auteurs de traités
d'hygiène, ne permettent pas de dire, en conscience,
sûrement, voici une bonne ou une médiocre nourrice (1). Mais, il est un *criterium* qui ne trompe
pas et dénonce les imperfections du lait mieux que
ne le font les agents physiques et chimiques. Ce
criterium, c'est le teint du nourrisson après quelques

(1) Je ne conteste pas la valeur des procédés lactoscopiques scienti-
fiquemment employés, mais, au point de vue pratique, dans la clientèle,
le médecin n'a pas à sa disposition un laboratoire complet et ne peut
perdre un long temps à des expériences comparatives décisives dans
les cas douteux. Il peut même être induit en erreur par certains actes
de la nourrice et l'examen toujours sommaire donne lieu en vérité à
des soupçons, des probabilités, mais ne conduit jamais à la certitude.

jours ou mieux quelques semaines d'allaitement, l'enfant a-t-il le teint frais, coloré, rose, a-t-il les chairs fermes, les selles dorées et d'une moyenne consistance, les urines claires et abondantes ? le lait qui le nourrit est exquis. L'enfant a-t-il, au contraire, le teint blafard, comme ciré, les paupières et le pourtour des lèvres bistrés, les chairs flasques, rugueuses, avec des papules ou des rougeurs, les selles jaune-verdâtres, grumeleuses, presque liquides, les urines tachent-elles les langes ? c'est qu'il est alimenté avec du mauvais lait.

Or, dans les grandes villes surtout (j'insiste sur ce point dont tous les hygiénistes saisiront l'importance), les enfants sont exceptionnellement colorés, roses et enjoués ; la règle c'est que *le baby au sein est pâle.*

D'où vient cette *chlorose infantile* commune ? De ce que la plupart des mères étiolées, affaiblies, amollies, secrètent un lait manquant de principes nutritifs.

Durant les premières semaines, même durant les premiers mois de la vie, l'enfant puise dans cette nourriture insuffisante les éléments d'une santé relative ; mais, lorsque le nourrisson avance en âge, surtout au moment où le travail de dentition amène une plus grande déperdition de chaleur animale, on s'aperçoit que l'économie ne tient aucune force radicale en réserve ; alors apparaissent les effets visibles de l'inanition lente, à la moindre fièvre, le poupon qui semblait gros quoique blafard, se vide, pour ainsi dire, et devient flasque et ridé.

Joignez à cela que ce lait maternel séreux ne calme pas la faim de l'enfant : il crie, on lui offre plus souvent le sein, ses organes digestifs surmenés ne fonctionnent bientôt plus normalement ; les selles deviennent lientériques, le lait est régurgité en partie, coagulé ou non, on observe des rapports fréquents, puis les symptômes d'une dyspepsie flatulente commune, décrite avec beaucoup de soins par M. J. Simon.

Je ne détaille pas tous ces phénomènes comme les pathologistes, il me suffit d'avoir signalé la cause des premiers désordres organiques et pour ainsi dire le mécanisme physiologique de leur apparition. Il est évident que le lait manquant d'éléments assimilables, n'ayant plus les qualités voulues pour une faible digestion, ne peut fournir que des matériaux incomplets à la nutrition, le sang devient leucémique et le teint des enfants subit cette perte de couleur que je signale comme le premier signe certain de tout allaitement insuffisant.

Donc, malgré l'opinion commune, l'allaitement maternel loin de garantir la santé de l'enfant la compromet, dans les grandes villes surtout, en l'état actuel de notre civilisation.

Je voudrais faire entrer dans votre esprit les principes suivants plus conformes à ce que l'expérience de chaque jour m'a démontré : « *Le lait de femme est indispensable seulement pour l'enfant malade; le nourrisson bien portant tolère et digère sans*

peine le lait des animaux ; le lait des animaux plus
chargé en matières nutritives comparé au lait de la
femme affaiblie est pour le poupon ce qu'est pour
nous le régime gras comparé au régime maigre ;
enfin le nourrisson, habitué au lait des animaux et
élevé partie au sein, partie au biberon se remet
plus facilement de ses maladies que celui qui n'est
allaité qu'au sein. »

Ces principes semblent nouveaux, ils sont au contraire fort anciens. Les Romains, qui n'admirent pas
l'allaitement mercenaire jusqu'à la période de déca-
dence de l'Empire, élevaient leurs enfants par l'allaitement mixte. Mais, vers le XVIIe siècle la chimiâ-
trie émit sur le lait des animaux comparé au lait
de femme des idées qui bouleversèrent les opinions
traditionnelles. De cette époque datent les premiers
méfaits du biberon et lorsqu'en France, après les
guerres du 1er Empire on s'occupa des questions con-
cernant l'enfance, l'allaitement mixte, mal compris,
fut enveloppé dans la proscription prononcée contre
l'allaitement artificiel au grand profit des nourrices
mercenaires et au préjudice des enfants.

Aujourd'hui, il faut rétablir les faits et les principes :

Le lait maternel est indispensable aux enfants
malades. C'est la nourriture faible qui convient à
leurs estomacs débiles, c'est l'aliment de facile digestion, tonique et calmant à la fois, tiède et doux.

Le lait des animaux, plus chargé en beurre et en
caséine que le lait des femmes contient plus de

matières plastiques, de même que la viande comparée au maigre, c'est donc une nourriture tonique, favorisant le développement des organes, elle ne peut être tolérée et digérée que par l'estomac d'un enfant sain.

L'enfant sain tolère et digère aussi bien le lait de chèvre que celui de vache, c'est un fait d'expérience où le doute n'est pas permis.

L'enfant habitué au lait des animaux en même temps qu'au lait de femme se remet plus facilement de ses maladies, parce que s'il est indisposé on supprime tout autre aliment que le lait de femme et la différence de régime est le remède le plus sûr, le plus efficace, le moins fatiguant dans les affections du premier âge. Le raisonnement confirme ce que l'expérience m'a démontré : il y a plus à espérer de l'allaitement mixte que de l'allaitement maternel, mais ce système d'éducation physique du premier âge a des règles strictes dont il ne faut pas se départir.

L'enfant de naissance doit être considéré comme malade et la preuve, c'est qu'il a besoin d'un aliment purgatif tel que le colostrum pour se débarrasser du méconium, c'est que tout son système épithélial est altéré et mue, c'est que le nouveau-né loin de grossir perd de son poids et maigrit pendant huit à dix jours.

Le lait maternel, séreux et laxatif, est la seule nourriture appropriée exactement à cet état valétudinaire.

Mais, à l'âge de 7 à 8 jours, le nouveau-né revient au poids qu'il avait à l'instant de la naissance. A partir de cette époque il doit augmenter de poids toutes les 24 heures suivant une progression établie par les physiologistes et récemment étudiée surtout par MM. Bouchut et Groussin. Or, si le lait qui sert à l'alimentation de l'enfant, quoique abondant n'est pas suffisamment chargé de matières grasses (ce qui est très fréquent dans les villes) l'enfant, quoique sain de corps, subit un arrêt dans son développement, en même temps il pâlit. C'est l'instant précis où l'on doit joindre à l'allaitement maternel celui par le biberon, ce qui constitue la méthode de l'allaitement mixte que l'on règle ainsi :

On présente le sein à l'enfant trois fois par jour, à heures fixes autant que possible. La secrétion mammaire est conservée ainsi pour parer à l'éventualité d'une maladie du nourrisson. Deux heures après chaque tétée on donne le biberon. On renouvelle toutes les 2 ou 3 heures l'alimentation par le lait animal. Si l'enfant pleure dans l'intervalle, on lui offre de l'eau peu sucrée, parce qu'il a besoin de boire comme nous. Vers les dix heures du soir on fait prendre une dernière fois le sein à l'enfant qui, s'il est bien élevé, n'a plus besoin de nourriture jusqu'à l'aurore. Dans le courant de la nuit des servantes ou même des mères à moitié endormies prêteraient difficilement l'attention minutieuse qu'exige l'emploi du biberon et du lait animal, le sein devra seul être donné aux enfants que les mères n'auront pas habitué au sommeil prolongé.

Il est indifférent d'employer du lait de vache ou de chèvre.

Mais l'estomac de l'enfant paraît mieux digérer le lait qui provient toujours du même animal, comme il s'habitue mieux au lait de la même nourrice. Cependant l'expérience m'a démontré que le changement d'animal occasionne à peine quelques coliques passagères au nourrisson et n'entraîne jamais de plus graves conséquences.

Il importe que la vache ou la chèvre soient très proprement tenues, jouissent d'une certaine liberté, respirent l'air pur et que la nourriture soit saine, réglée, adaptée aux organes de ces animaux.

En effet, la nourriture influe sur les principes constituants comme sur les qualités du lait.

Les légumes, les trèfles, tous les végétaux très nutritifs donnent un lait abondant chargé en beurre et en caséine.

Les bouillons, les eaux grasses augmentent encore la consistance du lait.

Ces aliments offerts en excès à des vaches ou à des chèvres nourrices sont loin de rendre le lait apte à l'alimentation des nourrissons. J'ai vu, dans deux familles riches, où l'on faisait prendre aux babys du lait paraissant exquis, fourni par des chèvres élevées aux légumes trempés dans des consommés, des cas de constipation opiniâtre avec symptômes inflammatoires dont je n'ai pu triompher qu'en ordonnant un régime moins succulent pour les animaux lactifères.

Les pommes de terre, les cosses de pois, la drêche, les navets, les feuilles de chou, fournissent un lait médiocre ; les fourrages aqueux, insipides, rendent le lait clair et fade.

Il en est des animaux nourriciers comme des nourrices mercenaires, pour que leur lait soit de facile digestion, il faut, autant que possible, ne rien changer à leurs habitudes gastronomiques.

Evitez surtout que l'animal ne broute des plantes susceptibles de communiquer au lait des propriétés nuisibles. Le catalogue de ces aliments perturbateurs du lait n'est pas encore complètement dressé. Cependant on sait que les alliacées et les crucifères communiquent au lait une saveur désagréable, que les feuilles d'artichaut, le laiteron des Alpes, les pousses de sureau, les fanes de pomme de terre le rendent amer ; que l'arethusa cynapium et l'euphorbia helioscopia en font un poison tétanique ; que les sommités d'aubépine et les feuilles de ronces lui transmettent la singulière propriété de déterminer des éruptions eczémateuses. Mon excellent collègue et ami M. le docteur Sicard qui pratique avec succès l'allaitement mixte depuis plus de 40 ans et qui m'a fait connaître le premier les vrais principes de cette méthode, a découvert que les feuilles de vigne, l'oseille, toutes les feuilles acidules transformaient le lait en un purgatif énergique.

Il résulte de cette longue énumération qu'il faut surveiller avec soin les aliments destinés aux animaux auxquels on emprunte le lait pour les enfants en bas âge.

Les vaches, les chèvres, sont aussi friandes de sels. On les voit lécher les murailles humides sur lesquelles apparaît du salpêtre. Or, le nitrate de potasse communique au lait des propriétés purgatives, le sel marin pris avec excès passe en nature dans le lait et lui fait acquérir un goût salé, désagréable. Tous les sels médicamenteux qui peuvent être éliminés par les glandes mammaires ont une influence sur le lait.

Il n'est pas jusqu'à la nature de l'eau destinée à la boisson qui ne réagisse sur le lait : les eaux saumâtres, séléniteuses, ont l'inconvénient grave de faire secréter un lait qui tourne très vite. Je parle pour mémoire des boissons administrées aux animaux lactifères fort peu de temps avant la traite. Tous les bergers savent que par ce moyen on active la secrétion du lait qui est plus abondant, mais plus liquide. Ce mode de procéder peut être utilisé pour diminuer la consistance du lait destiné à l'alimentation des tous jeunes enfants. C'est le moyen pratique de couper le lait sans l'altérer.

Le lait réservé à l'allaitement mixte doit être recueilli en deux traites, matin et soir. Il faut le conserver en vase clos, à l'abri des variations de la température. Le lait est une émulsion très instable, grâce à la prolongation de la vie moléculaire, ses diverses parties solides : beurre, caséine, sels, demeurent pendant 10 ou 12 heures en suspension dans son eau de constitution. Or, les conditions physiques des milieux dans lesquels on met le lait peuvent anéantir brusquement la vie moléculaire ; dès lors, les principes émulsionnés se séparent, les proportions normales de l'aliment sont changées et la digestion en devient plus difficile. Les nourrissons ne tolèrent bien que le lait pur. J'appelle toute votre attention sur ce principe qui est le nœud gordien de l'allaitement mixte.

Presque tous les auteurs qui ont écrit sur les soins à donner aux enfants recommandent de couper le lait avec plus ou moins d'eau ; les commères du midi le coupent avec une décoction d'orge ; celles du nord avec une décoction d'avena ; savants et empiriques étayent cette pratique du coupage sur ce que le lait des animaux contenant plus de principes nutritifs que celui de la femme serait trop lourd pour l'estomac des nourrissons.

C'est là une erreur profonde, une erreur capitale dans l'élevage des enfants, une erreur de physiologie, une erreur médicale, qui cause chaque jour la maladie et la mort d'un grand nombre de babys.

Voici la composition comparée, donnée par M. Courlier, du lait de femme et du lait de vache :

Eléments.	Femme.	Vache.
Beurre,	25.	35.
Sucre de lait,	46.	52,20.
Caséine,	8,80.	48,60.
Chlorure de potassium,	0,70.	1,30.
Phosphate de chaux,	2,50.	1,80.

On admettra que les sels du lait de vache seront aussi bien digérés que ceux du lait de femme. La très légère augmentation du sucre de lait est sans importance ; le point délicat de la controverse, c'est la différence qui existe entre les quantités relatives et absolues des corps gras. Or, peut-on croire que ces corps gras, bien émulsionnés par la nature, tenus en suspension dans la masse liquide, combinés avec les sels, ne sont pas plus susceptibles d'assimilation qu'après avoir été en partie coagulés, précipités, transformés en substances insolubles par un réactif chimique ?

Voilà ce que soutiennent les commères et ce que des médecins capables, entraînés par la force du préjugé, osent avancer.

L'expérience clinique poursuivie tous les jours depuis 1873 m'a démontré que les enfants nourris au lait coupé, additionné d'eau, d'orge, d'avena, de farines ont la face pâle, le blanc de l'œil bleuâtre, les paupières gonflées et bleuâtres, les chairs chargées d'une fausse graisse, peu de vivacité. Si on continue longtemps cette alimentation vicieuse, ils sont pris d'une diarrhée verdâtre accompagnée de vives tranchées, ils poussent des cris répétés de douleurs, deviennent inquiets, agités, puis tombent dans un état de torpeur qui précède de fort peu la mort. L'entérite enlève la majeure partie de ces nourrissons plus sujets que touts autres aux éruptions papuleuses ou eczémateuses et aux affections bronchiques. Les enfants élevés au lait pur, tiède, ont des couleurs roses, l'œil vif et brillant, les chairs fermes et leurs selles sont jaunes et dures.

J'ajouterai que les membres de la Commission de secours de la Société Protectrice de l'Enfance ont tellement remarqué l'expression que donne à la physionomie du nourrisson l'alimentation par le lait coupé, qu'ils distinguent à première vue si les femmes assistées ont suivi les instructions de nos médecins ou si elles ont sacrifié au funeste préjugé.

J'ai voulu avoir la raison chimique du fait capital que je signale et j'ai eu recours à l'obligeance de M. Dieulafait, professeur à la Faculté des sciences de Marseille pour établir expérimentalement, l'influence des coupages sur le lait.

Il résulte des expériences faites par l'honorable professeur :

1° Qu'au bout de 10 heures le lait melangé d'eau laisse séparer beaucoup plus la matière grasse que le lait pur ;

2° Qu'au bout de 3 heures le lait melangé d'une

décoction d'orge ou d'avena ne peut être mis en ébullition sans se cailler;

3° Qu'au bout de 10 heures le lait mélangé d'une décoction d'orge ou d'avena laisse tomber un précipité cailleboté, glaireux, formé de matières amylacés et albuminoïdes (1).

Il est donc évident que l'addition d'une substance quelconque au lait trouble l'équilibre de l'émulsion, que plus cette substance est active, plus elle altère l'un des agents si instables qui entrent dans la composition du lait.

Il n'est pas jusqu'à l'air qui puisse déterminer l'oxydation de l'un des éléments organiques et

(1) Ce précipité donné à de jeunes chiens a agi chez eux comme un purgatif drastique. Je fais, en ce moment, des recherches pour déterminer d'une manière exacte la nature de ce magma albuminoïde amylacé gluant qui s'aigrit en quelques heures et devient si pernicieux.

Je transcris les résultats d'autres expériences faites sur les coupages par M. le docteur Jauffret :

« *Lait coupé avec la décoction d'avena :* après deux heures, se trouble; quatre heures, donne un précipité cailleboté; six heures, sent l'aigre; huit heures, est complètement décomposé.

« *Lait coupé avec décoction d'orge :* quatre heures, se trouble; six heures, précipté cailleboté; huit heures. s'aigrit, dix heures, se décompose.

« *Lait coupé avec infusion de tilleul :* huit heures, se trouble; dix heures, précipité; douze heures, se caille.

« *Lait coupé d'eau :* dix heures, se trouble; douze heures, le beurre et la crème se séparent du petit lait; dix-huit heures, s'altère et se caille.

« *Lait bouilli :* douze heures, s'aigrit; dix-huit heures, s'altère et se caille.

« *Lait pur :* au frais, se conserve jusqu'à trente-six heures sans altération. »   (*Thèse de Montpellier*).

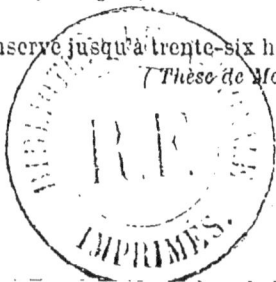

2

rendre le lait indigeste. Je n'en veux pour preuve que le fait suivant : les enfants digèrent fort bien le lait pris directement au pis de la chèvre. Ce système d'allaitement, très employé à Madère, était autrefois commun en Italie ; cependant donnez du lait que l'on vient de traire, encore écumeux, à un enfant, et il aura des tranchées douloureuses.

J'ai voulu essayer d'alimenter des nourrissons avec du lait conservé par les acides borique et salycilique, j'ai dû y renoncer rapidement pour ne pas avoir à déplorer des malheurs. La chimie vient donc joindre sa voix puissante à la clinique pour recommander l'emploi du lait pur dans l'allaitement mixte. Et je me demande comment des médecins qui chaque jour ordonnent l'hydrogala comme tisane laxative aux adultes ont pu si longtemps prescrire l'hydrogala comme aliment aux enfants (1) !

L'allaitement mixte sera donc bien conduit avec du lait pur fourni autant que possible par le même

(1) D'après Wurtz, le lait de femme contient 123 parties solides et le lait de vache 135 parties solides sur 100. Cazeaux recommande de couper le lait de vache au 3/4. Bouchut et Jacquemier à 1 1/2. Après le mélange, le lait de vache ne contient plus que $\frac{135}{4} = 33,3$ ou $\frac{135}{2} = 67$ parties solides, soit de 63 à 45 p. 100 moins que le lait de femme. Les sels, les phosphates surtout, sont affaiblis au point que le lait de vache, après les coupages, contient 84 ou 67 p. 100 de sels en moins que le lait de femme! Accepterait-on pour nourrice une femme dont le lait serait aussi épuisé ?

(JAUFFRET. — *Thèse de Montpellier.* — 1880).

animal, mais il faut faire subir au liquide une certaine préparation préliminaire.

Cette préparation consiste à refondre la partie beurrée, qui a pu se séparer du liquide, en l'élevant à une douce température ; alors le lait n'impressionnera plus les organes délicats de l'enfant et stimulera l'estomac.

Je comparerai volontiers, pour être mieux compris, le lait au bouillon : le bouillon froid est graisseux, il ne plaît pas comme le bouillon chaud, néanmoins on ne porte jamais à l'ébullition le bouillon pour le réchauffer. Agissez de même pour le lait, ne le faites jamais bouillir, chauffez-en au bain-marie la quantité que vous destinez à l'enfant et donnez-la-lui de suite.

Des expériences nombreuses m'ont appris que le lait tiède s'altère toujours en se refroidissant et qu'il est plus susceptible de tourner ou de fermenter. Il importe donc de ne jamais mêler le lait qui reste d'une tétée avec celui destiné à la tétée suivante.

Le lait bouilli n'a pas tous les désavantages du lait coupé, il a des qualités nutritives prononcées, mais il prédispose le nourrisson à des éruptions spéciales tenant de l'eczéma et de l'acné.

L'alimentation par le lait pur a un seul inconvénient, la nourriture étant plus succulente, plus substantielle, les déjections sont plus consistantes, plus moulées et l'enfant est sujet à la constipation.

On évitera cet effet secondaire de l'allaitement

mixte en donnant à boire de l'eau au nourrisson dans l'intervalle des tétées.

Le biberon est l'appareil le plus commode pour faire prendre au nourrisson le lait et les boissons. Mais tous les biberons ne sont pas également recommandables. Dans le peuple je vois souvent employer, en guise de biberon, une bouteille dont le goulot est obstrué par une éponge recouverte d'un linge; l'enfant suce l'éponge qui s'imbibe de lait. Or, l'éponge s'altère vite, prend une odeur répugnante, fade d'abord, aigre ensuite. En ouvrant ces éponges altérées on trouve dans leurs lacunes des grumeaux caséeux qui agissent à la manière d'un levain puissant, déterminent la fermentation du lait et occasionnent de graves accidents intestinaux.

Ce biberon primitif sera donc rejeté.

Je ne parle encore que pour les condamner des biberons à goulot en verre, en corne ou en os. Ces corps durs meurtrissent les gencives de l'enfant et le déshabituent de faire les mouvements de succion exigés par l'allaitement au sein.

L'adaptation du caoutchouc aux biberons, quoiqu'ayant réalisé un grand progrès, a porté un grave préjudice à la santé des enfants, c'est-à-dire que les bouts de biberon en caoutchouc pur sont supérieurs à tous les autres bouts en tétine de vache, linge, etc., mais la concurrence commerciale a jeté dans la consommation un nombre considérable de bouts et de tubes, à bas prix, pour biberons, fabriqués avec du caoutchouc impur contenant des sels nuisibles de plomb, de zinc qui altèrent le lait.

Vous reconnaîtrez ces caoutchoucs sophistiqués : 1° à ce qu'ils ne sont pas élastiques, extensibles comme le caoutchouc pur ; 2° à ce qu'ils sont grisâtres avec des taches blanches, au lieu d'avoir la couleur brune luisante du caoutchouc pur ; 3° à ce que mis dans l'eau, ils coulent au fond du vase au lieu de nager dans le liquide.

Un décret a proscrit d'Allemagne ces bouts et ces tubes pour les biberons, espérons que notre Gouvernement prendra pareille mesure dans l'intérêt de la santé publique.

Je ne décrirai pas ici les différentes formes de biberons que l'industrie a créés depuis ces dernières années. Moins un biberon contient de matières susceptibles d'être altérées par le lait, moins il déshabitue l'enfant d'exécuter les mouvements normaux de la succion, plus il est recommandable. Le biberon Charrière et après lui le biberon Robert répondent à ces deux indications principales.

Le biberon doit être tenu toujours très propre et lavé après chaque tétée.

L'entretien du biberon Charrière est des plus simples. Le biberon Robert, d'un prix beaucoup plus accessible aux petites bourses, exige des soins plus minutieux. Il faut, après chaque tétée, démonter toutes les pièces du biberon, rincer la carafe, écouvillonner le tube en verre, étirer plusieurs fois sous l'eau le tube en caoutchouc pour y établir un courant qui entraîne les parcelles de lait déposées contre les parois, laver et presser le bouchon dans les anfractuosités duquel des grumeaux caséeux pourraient se loger. Ces soins de propreté sont indispensables pour assurer le succès de l'allaitement mixte.

Je recommande aux mères de sentir chaque jour les récipients, quels qu'ils soient, dans lesquels elles mettent le lait destiné au baby ; tout appareil qui prend l'odeur du lait et surtout l'odeur d'aigre doit être immédiatement abandonné. Tout ceci est très important, car j'estime, d'après ma pratique, que 25 % des entérites des nourrissons proviennent de la négligence de ces principes de propreté.

Pour bien conduire l'allaitement mixte, il faut encore savoir rationner les enfants suivant leur âge.

La mère, la plus médiocre nourrice, a suffisamment de lait pour satisfaire le nouveau-né jusqu'à l'âge d'un mois. Les physiologistes ont établi que :

Le 1er jour l'enfant est nourri avec 30 gr. de lait.

Le 2e jour	—	150
Le 3e jour	—	300
Le 4e jour	—	350
Le 5e jour	—	500

et que cette dose suffit jusqu'à la fin du 1er mois.

Hormis les cas exceptionnels le biberon doit être réservé pour l'époque où l'enfant ne trouve plus chez sa nourrice une alimentation réparatrice, ce qui est démontré par l'arrêt d'augmentation du poids et les autres signes précédemment décrits.

Des circonstances particulières forcent-elles à recourir dès les premiers jours à une nourrice mercenaire ou au biberon, limitez aux doses normales la quantité de lait que devra prendre l'enfant. Gardez-vous de mettre à la disposition du nouveau-né plus de lait qu'il ne lui en faut. La succion, pendant les premiers temps de la vie, est un acte instinctif, automatique, que le nouveau-né exécute sans en avoir conscience. J'ai vu des accidents convulsifs, des constipations opiniâtres, des phénomènes d'embarras, d'indigestion, d'inflammation gastro-intestinales survenir chez les tous jeunes enfants auxquels on avait donné une trop forte ration de lait de femme ou de lait d'animal.

Lorsqu'un nouveau-né est confié à une nourrice en pleine lactation si la nourrice laisse trop longtemps l'enfant au sein, ou l'enfant régurgite l'excédant de sa tétée, ou il subit les conséquences d'une indigestion par surcharge alimentaire. Les mêmes phénomènes sont à redouter, si l'on abuse du biberon.

Je recommande aux mères de donner au maximum chaque fois 40 à 80 grammes de lait d'animal suivant l'âge de l'enfant. Nos femmes assistées n'ont pas à leur disposition plus de 700 grammes de lait par jour et cette dose suffit pour assurer la santé et le développement de leurs magnifiques poupons.

Les praticiens qui se servent de lait coupé seront

d'autant plus étonnés de ce fait que les nourrissons élevés avec du lait coupé absorbent jusqu'à 2 litres par jour de ce mélange et en redemandent sans cesse comme des affamés, tandis que nos élèves nourris au lait pur sont très satisfaits et s'endorment tranquilles après avoir pris leur petite ration.

C'est que durant les six ou sept premiers mois de la vie le lait pur de la femme ou des animaux est la seule nourriture qui convienne aux organes digestifs. Pourvu que le lait trouve dans l'estomac du nouveau-né une faible quantité de suc gastrique, ce suc reprend la caséine, le beurre et caille par grumeaux ces corps plastiques, le sérum, absorbé par les vaisseaux va renouveler l'eau du sang. La partie caillée, après avoir été soumise à la digestion stomaccale, se redissout de nouveau et passe dans l'intestin grêle.

Or, plusieurs causes peuvent empêcher en l'état de santé la digestion stomaccale du lait, ce sont principalement : 1° l'ingestion d'une trop grande quantité de lait ; 2° une trop intense acidité des sucs gastriques ; 3° une trop faible acidité de ces mêmes sucs ; 4° les troubles de l'innervation et de la circulation stomaccale.

L'estomac du nouveau-né a le volume d'un œuf déformé mesurant 3 centimètres sur 5 ; ses dimensions augmentent assez rapidement ; mais, dans les environs de la naissance l'estomac serait distendu par 40 grammes de lait. Or, quand l'estomac est distendu, les mouvements de brassage, nécessaires pour que le lait vienne petit à petit au contact de la muqueuse subir la transformation indispensable à la digestion, sont difficiles ou même impossibles. L'enfant régurgite alors une partie du lait qu'il a pris en excès ou bien, ce qui est plus grave, le contenu de l'estomac se caille en masse et donne lieu à des phénomènes sérieux d'indigestion.

Lorsque le lait trouve dans l'estomac un excès de liquides acescents, ou des acides chlorhydrique, lactique développés à la suite d'ingestion de vin ou d'aliments indigestes, il se caille encore en masse et ne peut être digéré. Lorsque le lait ne rencontre pas un suc suffisamment acide, il ne peut se cailler en entier, une certaine quantité de lait passe alors dans l'intestin grêle, puis dans les gros intestins, à l'état glutineux et on le retrouve non encore digéré dans les selles. C'est ce qui arrive chez les enfants auxquels on administre le lait coupé.

Enfin, lorsque l'innervation ou la circulation stomaccales sont suspendues, diminuées ou perverties, l'absorption du sérum n'a plus lieu et le lait se caille en masse ou traverse l'estomac sans s'y digérer, c'est ce que l'on observe surtout à propos du refroidissement de l'organe.

Dans tous les cas l'indigestion provient de ce que le mécanisme de la transformation du lait en aliment plastique absorbable a été entravé.

Quand, par une coction naturelle dans l'estomac

la partie caillée du lait a été redissoute, le nouveau liquide franchit l'organe pour passer dans l'intestin grêle ; là il rencontre le suc pancréatique, puis le suc biliaire qui émulsionnent les matières grasses, et transforment le sucre en éléments propres à l'oxydation des substances impures charriées par le sang.

L'opération se continue tout le long du tube digestif, les vaisseaux absorbent à mesure les produits assimilables, tandis que le résidu sera rejeté à l'extrémité du tube.

La digestion intestinale s'opère sans encombre si l'estomac n'a laissé passer que des matières pouvant être englobées par les sucs pancréatique et biliaire ; mais si l'estomac jette dans l'intestin des corps que les sucs normaux n'atteindront pas, ces corps étrangers, irritent, enflamment les parois, les vaisseaux lymphatiques, consécutivement les glandes lymphatiques, surexcitent la secrétion des glandes de la muqueuse, d'où coliques, ballonnement, entérite, carreau, diarrhée, en un mot tout le cortège des maladies auxquelles succombent les 2/3 des nouveaunés.

Dans les conditions normales de la santé, le lait de femme, ni le lait pur d'animal ne peuvent faire naître ces accidents morbides. Le lait coupé, surtout le lait coupé avec des décoctions végétales, les développe, parce que les matières tannantes ont converti en caillé glutineux insoluble par les sucs gastriques une partie des substances albuminoïdes de l'aliment.

Les féculents, les pâtes, les farineux sont plus souvent encore causes de ces maladies du tube digestif, parce que les substances amylacées exigent pour être digérées une quantité de salive et de suc pancréatique plus forte que celle secrétée par les jeunes organismes.

Le lait pur seul convient donc à l'enfant du premier âge. Le lait de la mère est évidemment préférable durant les premiers jours, parce qu'il contient alors peu de caséine, peu de beurre et une substance laxative facilitant l'expulsion du méconium. Mais les premiers jours passés, l'enfant sain digère tout aussi bien le lait pur des animaux, lorsqu'il est administré méthodiquement. L'enfant en bas âge a essentiellement besoin d'une nourriture azotée, parce que dans les organismes en voie de développement les substances azotées sont indispensables à l'accroissement, or nul aliment n'est plus azoté que le lait.

Quand le nourrisson aura acquis le développement organique voulu, quand la salivation offrira une ressource nouvelle à la digestion de certains produits alimentaires qui deviendront alors seulement assimilables, quand il faudra songer au déploiement des forces musculaires provenant surtout de la combustion des hydrocarbures, il sera temps de changer de régime et d'ajouter au lait d'autres aliments.

Si les organes digestifs du nourrisson fonctionnent avec régularité, l'allaitement mixte hâte la croissance, mais, si l'innervation ou la circulation des organes digestifs sont en souffrance, il faut revenir bien vite au lait de femme seul qui exige moins d'activité physiologique.

Telles sont les règles de l'allaitement mixte. S'il faut en juger d'après ma pratique, en les suivant un tiers des mères qui confient leurs enfants à des nourrices mercenaires pourrait allaiter avec succès, et la mortalité des enfants de 15 jours à 15 mois diminuerait au moins de 60 %. Mais, les principes que je viens d'exposer, en me plaçant au point de vue essentiellement clinique, ne concordent ni avec l'opinion vulgaire, ni, ce qui est plus grave, avec l'opinion des écrivains médicaux modernes.

Or, les logiciens du siècle dernier appelaient avec raison les erreurs : des idoles. Lorsque ces idoles sont adorées par le peuple est bien hardi celui qui veut les renverser, mais, quand elles sont encensées en même temps par le peuple et par l'Ecole, il est plus que téméraire de ne pas s'incliner devant elles (1).

(1) Je reproduis textuellement, pour les personnes qui désireraient avoir chez elles une chèvre nourrice le mémoire essentiellement pratique publié à ce sujet par M. le docteur A. Sicard dans la clinique de Marseille du 1er juin 1846 : « La chèvre nourrice doit avoir deux ans environ et être à sa deuxième portée. On reconnaît les chèvres jeunes à leurs cornes qui sont beaucoup moins allongées, surtout moins rugueuses et d'une teinte plus noire, à leurs mamelles qui sont moins pendantes et au pelage qui est généralement moins long.

Il faut qu'une chèvre nourrice ait le corps grand, la croupe large, les cuisses fournies, la démarche légère, les mamelles grosses, les pis longs et le poil doux et touffu ; à ce portrait on reconnaît aisément un chèvre de bonne qualité.

On doit avoir le soin, quand on l'achète, de la prendre avant qu'elle ait mis bas, car il arrive autrement que les bergers vous vendent de vieilles chèvres qui n'ont presque plus de lait. Du reste, en la prenant pleine, on a le temps de l'accoutumer à la nourriture qu'on veut lui donner et à ne pas la sortir, ce qui est pénible pour elle dans les commencements. D'ailleurs elle s'accoutume plus facilement au séjour dans l'intérieur, si on lui donne un chien pour compagnon. Il est préférable d'acheter la chèvre nourrice chez un berger de la ville qui ne mène pas souvent ses animaux à la prairie.

Le choix fait, il faut préparer le logement, nous savons par expérience qu'une loge de 1m 50 suffit à une chèvre. Cette loge doit être munie d'une fenêtre que l'on tiendra ouverte durant les belles nuits d'été et durant le jour sauf s'il gèle ou s'il pleut ; le lait des chèvres mouillées ou refroidies donnant des coliques aux enfants. Il est bon de faire sortir la chèvre nourrice le plus possible au moins dans une petite cour. Bien des gens pensent que les chèvres ont besoin de faire de l'exercice et qu'il faut les mener promener. Nous répondrons que les nôtres ne sortent jamais et qu'elles ont échappé à des épizooties qui ont sévi sur les chèvres allant tous les jours courir les champs.

Une chèvre doit se nourrir de foin, de son, de fèves, de blé de Turquie, de pommes de terre et de rameaux d'olivier. On peut y ajouter quelques débris d'herbes provenant du ménage en ayant soin de proscrire le céleri, l'oseille et les cosses des pois-verts qui communiquent au lait des qualités malfaisantes. Les pommes et les poires gâtées que l'on se procure à vil prix sur nos marchés, du pain, quelques betteraves coupées en tranche, terminent la série des aliments qu'on doit offrir à la chèvre. Les bergers ont la mauvaise habitude de donner souvent du sel ou du salpêtre aux chèvres afin de les solliciter à boire Nous ne sommes pas de cet avis, il suffit de leur en fournir une poignée tous les mois mélangée avec du son.

Il ne faut pas croire que par cette alimention sèche on diminue la quantité de lait, loin de là, M. Boussingault a prouvé qu'un poids déterminé de fourrage sec ne nourrit pas moins le bétail que la quantité de fourrage vert qui l'a fourni.

Si vous voulez entretenir les chèvres dans un parfait état de santé, il est nécessaire qu'elles aient le temps de ruminer. Partant de là, on doit régler leur repas et ne pas les déranger autant que possible. Ainsi le matin à 7 heures, nous leur donnons une poignée de fèves et l'on y ajoute une petite poignée de foin ou des rames d'olivier ou 1 kilo de pommes de terre coupées en morceaux ; à 11 heures, on leur donne de nouveau 1/2 kilo de foin ; à 7 heures, on leur donne une poignée de fèves et deux de son; à 10 heures, répétition du même repas. Ce dernier pourrait être supprimé, mais nous avons remarqué qu'en les faisant manger à cette heure on obtenait pour le matin une beaucoup plus grande quantité de lait. Les chèvres conduites de cette façon reviennent à environ 30 centimes par jour, et produisent terme moyen de 1 litre 3/4 à 2 litres de lait. On doit avoir soin de leur laisser toujours un sceau d'eau bien propre afin qu'elles puissent boire à volonté.

Pendant les mois de septembre, octobre et novembre et quelquefois décembre, temps où les chèvres sont en chaleur, il est assez difficile de maintenir leur lait. Elles perdent ordinairement l'appétit pendant un ou deux jours, il faut varier leur nourriture et avoir soin de les traire plusieurs fois dans la journée et cela jusqu'à la dernière goutte, en exprimant leurs mamelles avec les deux mains afin que le lait qu'elles contiennent se rendent dans les trayons. Au moyen de ces petites précautions elles, passent sans encombre les 2 ou 3 jours où elles sont en chaleur et le lait reprend son cours habituel.

Quand les enfants sont jeunes, il faut laisser séjourner le lait dans les mamelles pendant douze heures, par ce moyen on obtient un lait plus appauvri. Dès que l'enfant avance en âge — (un mois) (2), on doit traire la chèvre à 7 h. du matin, à 3 h. et à 10 h. du soir.

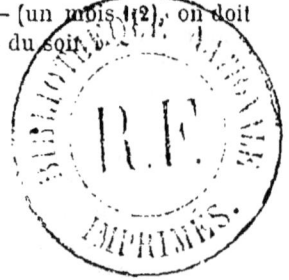

TABLE DES MATIÈRES

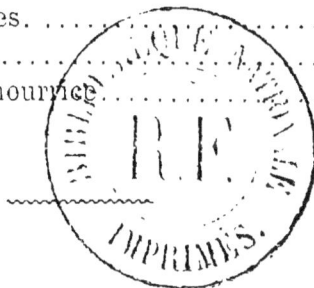

187

www.ingramcontent.com/pod-product-compliance
Lightning Source LLC
Chambersburg PA
CBHW060500210326
41520CB00015B/4032